浪花朵朵

[德] 莎拉·赫洛夫森　著
[德] 达格玛·盖斯勒　绘
殷世钞　译

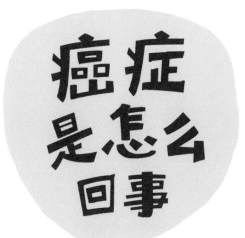

癌症
是怎么
回事

海峡出版发行集团
THE STRAITS PUBLISHING & DIBLISHING GROUP | 海峡书局

非常感谢所有为这本书做出贡献的人。

特别感谢所有与我分享问题、想法和经验的家庭。

非常感谢帮我试读的大朋友和小朋友，感谢你们付出的努力和提供的灵感！

目录

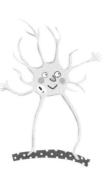

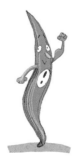

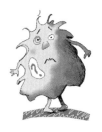

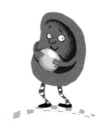

序言（德语版出版序言）

亲爱的小朋友们，当然还有亲爱的大朋友们：

德国癌症援助组织的工作人员不久前问我，能否为莎拉·赫洛夫森的书《癌症是怎么回事》写一篇序言，我坚定又愉快地答应了。当我还是少女时，就被迫早早体验了因为癌症失去母亲、失去生命支柱是怎样一种感觉。从母亲确诊到死亡，这两年期间，我一直笼罩在沉默和隐瞒的阴影之下：家里三个孩子中，只有我知道，下一个圣诞节、未来我们的生日或者弟弟妹妹高中毕业时，母亲可能已经不在了。

尤其是我母亲在世的最后几个月，当我发现她不可能战胜癌症了，我感到沉重无比。我不能跟任何人公开谈论这件事。关于癌症，我有那么多的问题却无人可问，这也是使我感到沉重的原因。这种安静和沉默是无尽的负担，因为每个念头都在围绕着疾病转个不停。

这就是为什么我觉得这本书如此重要和出色。我很乐意为它的出版贡献一份力量。而且更令我高兴的是，它不仅在挪威出版，现在还将在德国出版，帮助那里的孩子们解答关于这些复杂疾病的问题，不管生病的是他们自己，还是朋友或是家庭成员。

我想鼓励成年人这样做：告诉你的儿女、孙子孙女、侄子侄女真相！孩子的感觉很敏锐，能察觉到不对劲。他们有非常特殊的"天线"，只有开诚布公的话语才能帮助他们更好地面对困难。这本《癌症是怎么回事》也会帮助老师和其他教育工作者用孩子能够接受的方式回答关于癌症的很多问题。我认为，有一个信息特别重要：在今天，确诊癌症不再是收到死亡判决书，很多人都能够战胜癌症。

德国癌症援助组织对抗击癌症做出了重大贡献。因此，我特别高兴地得知，作者和出版商决定，本书（在德国）的销售收入将用来支持德国癌症援助组织的重要工作。我母亲于1974年9月创立了这个机构，正如我总说的那样，这是她的"第四个孩子"。如今，它已成为德国医疗体系中不可或缺的一部分。

孩子们，我鼓励你们把所有萦绕心头的问题都提出来，把担心和恐惧交付给亲近的人。我再次敦促成年人，认真倾听孩子的话语，以细腻、平静和开放态度回答和解释他们的所有问题。

致以真诚的问候！

你的科妮莉亚·谢尔

关于本书

你认识得癌症的人吗，或者是自己生病了？也许你会发现，当某个孩子生了病，比如得了流感的时候，大人们会突然表现得与往常大不相同？也许你想知道癌症有什么特别之处，为什么一涉及癌症，每个人突然都变得那么严肃？又或许这一切都让你感到很可怕？

如果确实如此，那么你要知道一件很重要的事：其实你并不孤单，还有其他人患有癌症或认识癌症患者。

在本书中，我会向你解释患癌时身体内部的变化。幸运的是，已经有很多方法可以对抗癌症，我将对其中一些方法进行详细解释。如果你能了解这种疾病及其治疗效果，说不定它就不再那么可怕了。

如果人们能够开诚布公地谈论癌症，与癌症共存常常就会容易得多。我曾与一些癌症患者的家庭进行对话，本书中的问题就是从这些谈话中收集来的。它们展示了孩子们对癌症的看法，以及他们初次接触癌症患者时内心产生的疑问。可能你的问题已经包括在其中了，又或许你的问题完全不同。

每个人关于癌症的经历都不太一样，感受和想法也不一样。因此肯定有一些问题本书中没有涉及。与人交流通常是件好事。永远记住，你周围的人都很乐意提供帮助，永远不要害怕提出问题。

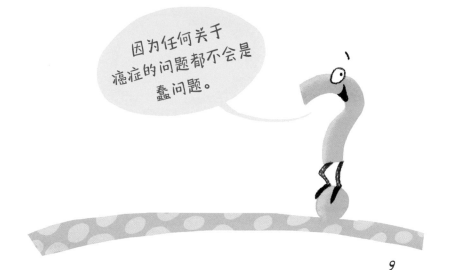

因为任何关于癌症的问题都不会是蠢问题。

癌症到底是什么？

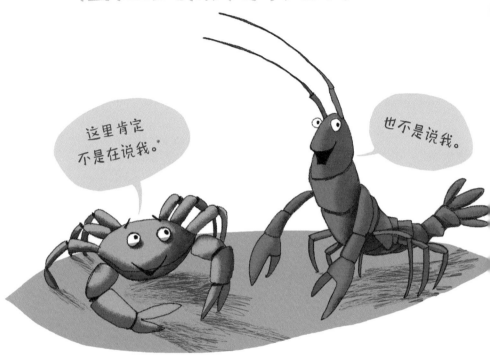

你们肯定有不少人听说过癌症。大多数孩子都认识癌症患者。实际上，癌症并不是只指一种疾病，而是囊括了200多种不同的疾病。癌症的严

* 在德语中，"螃蟹"和"癌症"是同一个单词"krebs"。——译者注

10

重程度对每个人来说都不尽相同。有些人会病得很重，必须长期接受治疗，而有些人在经过恰当的治疗后，很快就会恢复健康。

　　我们通常无法根据外表判断出别人是否患有癌症。想知道是什么让这种疾病这么特殊，我们需要了解身体的运转方式。虽然不同癌症之间差异很

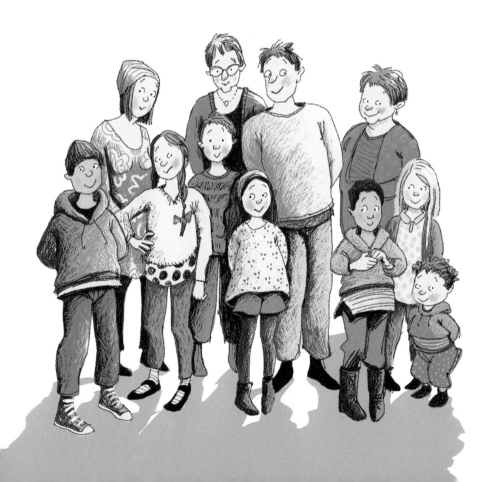

大，但它们有一个共同点：癌症产生的原因，不是外来的某些东西让身体生病，而是身体内部发生了某些错误。在接下来的几页中，你将学到所有跟身体的微小构造单元 —— 细胞 —— 有关的知识。你会看到细胞们相互帮助，一起保护身体是多么重要。然后你就会明白，为什么当身体内部出现错误，细胞突然停止应该做的工作时，人就会得病。

细胞

什么是细胞？

我们的身体由许多"小砖块"组成，它们被称为"细胞"。你的身体全部都是由这些"小砖块"组成的：无论这些部分是像骨头一样坚硬，还是像皮肤一样柔软，甚至像血液一样流动着。细胞那么小，你用肉眼都看不到它们。在健康的身体里，所有细胞就像住在一个幸福的家庭中一样。它们乐于分享，互相帮助。许多细胞会聚在一起，完成身体里重要的任务。

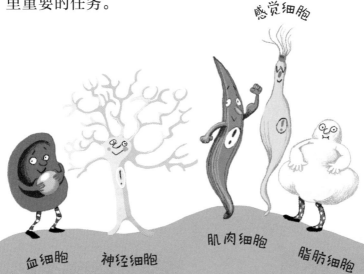

感觉细胞

血细胞　　神经细胞　　肌肉细胞　　脂肪细胞

为此，它们专门建造了共用的房子，我们称其为"器官"。你肯定听说过心脏吧？举例来说，心脏这个器官就是由数百万个小细胞组成的，它们一起把血液输送到我们身体各处，从而为其他所有细胞提供食物和氧气。

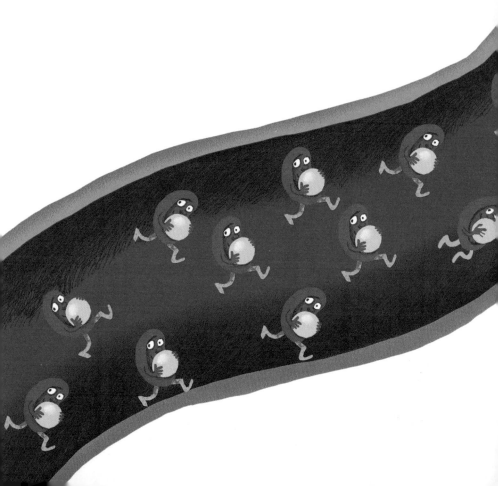

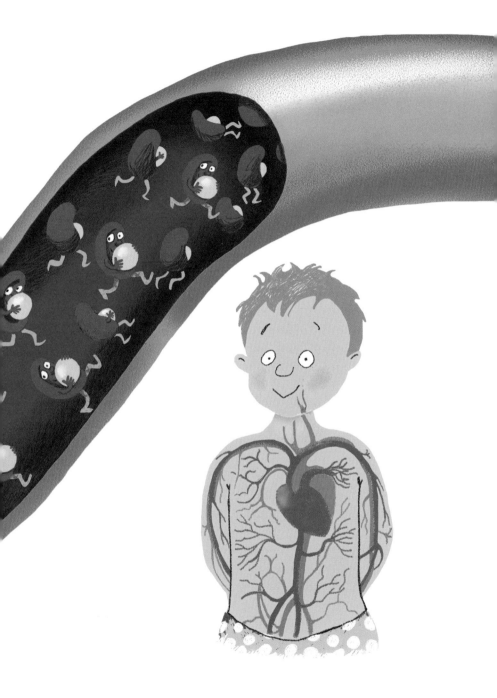

细胞是从哪里来的？

　　每个人都来自一个独一无二的细胞。当母亲的卵细胞与父亲的精子结合后，就会形成一个独特的新细胞。仅仅几个小时后，它就会开始第一次分裂，从一个细胞分裂成两个。就这样，越来越多、各种各样的细胞迅速产生了，一个小人开始在母亲的肚子里长大。

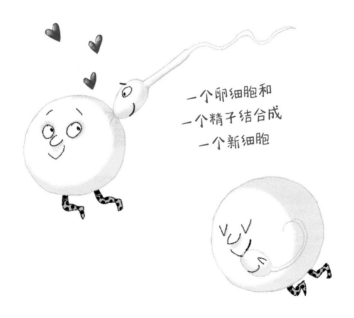

一个卵细胞和
一个精子结合成
一个新细胞

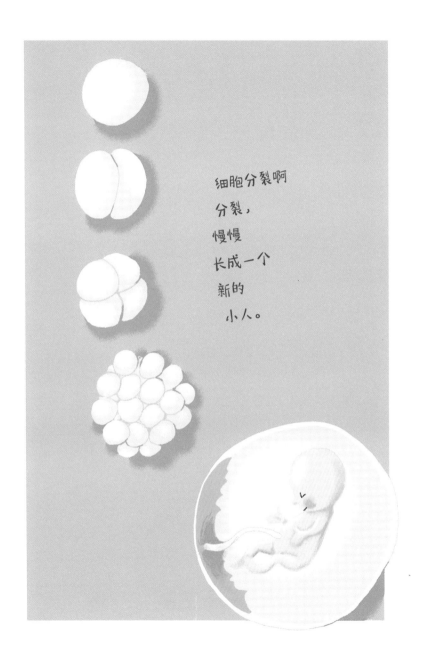

细胞分裂啊
分裂，
慢慢
长成一个
新的
小人。

一个细胞可以活多长时间？

你体内各种细胞的寿命差异很大。例如，血液中的某些细胞只能存活几天，皮肤细胞可以存活一个月，而有些细胞（例如骨骼中的细胞）可以存活很多年。我们的身体里每分钟都有数百万个细胞在死去，而我们对此毫无察觉，因为体内同时也在产生新细胞，用来顶替旧的。你之所以能长大，也是因为你的身体每天都在制造无数新细胞。所有细胞都需要食物、水和生存空间，所以身体不能产生无限多的新细胞。身体会严格控制，哪些细胞可以分裂和繁殖。

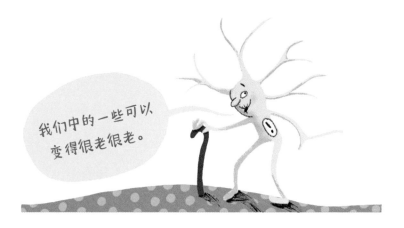

我们中的一些可以变得很老很老。

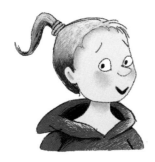

一个人的身体里
有多少细胞?

　　一个成年人的身体里有大约100万亿个细胞。这个数字超乎想象地大。如果所有细胞不是聚拢在体内，而是排成一行，那么一个成年人的细胞可以绕整个地球100圈。就算是小宝宝身体里的细胞，排成一行也可以抵达月球。不止人类拥有细胞，地球上所有其他生物也都是由这样微小的"小砖块"组成的。每棵树、每朵花、每只小苍蝇、海洋中最大的鲸鱼都是由活的细胞组成的。

细胞是做什么用的？

最开始，所有细胞都非常相似。但很快，每个细胞都有了自己要完成的任务。想象一下你可以做什么：吃东西、看、说话、跑动、做梦、感觉，还有很多很多。显然，要使身体正常运行，需要许多不同的细胞。你的身体里大约有200种不同类型的细胞。有些会构成肌肉、头发或牙齿，有些把空气或食物输送给体内的所有细胞，还有一些会在身体受伤时收集废物或者进行修复工作。

细胞怎么知道它们该做什么？

所有细胞内部都自带一个计划，这个计划精确地说明了它们的任务，我们把这个计划叫作DNA*。你可以将DNA想象成一本非常非常厚的书，这本书中有许多被称为"基因"的章节。各章节分别会向细胞们解释它们的外观，它们在体内要完成什么工

---

* DNA即脱氧核糖核酸（deoxyribonucleic acid）的缩写。——译者注

作，以及它们要以多快的速度进行分裂。

我们人类的DNA书中有将近两万个不同的章节。好在细胞不需要阅读全书，只需阅读对自身而言重要的章节。例如，肌肉细胞阅读如何使身体强壮并帮助你运动的章节。脑细胞则会了解如何帮助你思考、计算和感觉。就这样，每个细胞确切地知道了它们该做什么。

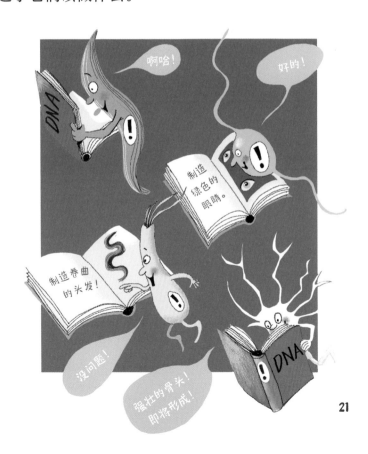

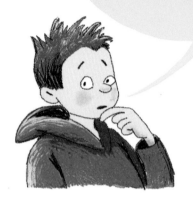

一个小细胞不去做它应该做的，对那么大的身体来说是件严重的事吗？

　　把你的身体想象成一幅大拼图，所有细胞都是小块的拼图，它们完美地拼在一起，共同组成一幅精美的图画。但癌细胞嵌不进去。如果这幅巨大的拼图中只有一小块错了，那还没关系，人们仍然可以认出图画。但是，如果有太多错误或损坏的部分，它们在拼图上占的位置越来越多，那美丽的图画就被破坏了。所以说，单个癌细胞不会伤害身体，可如果有太多细胞与身体其他部分不匹配，人就会生病了。

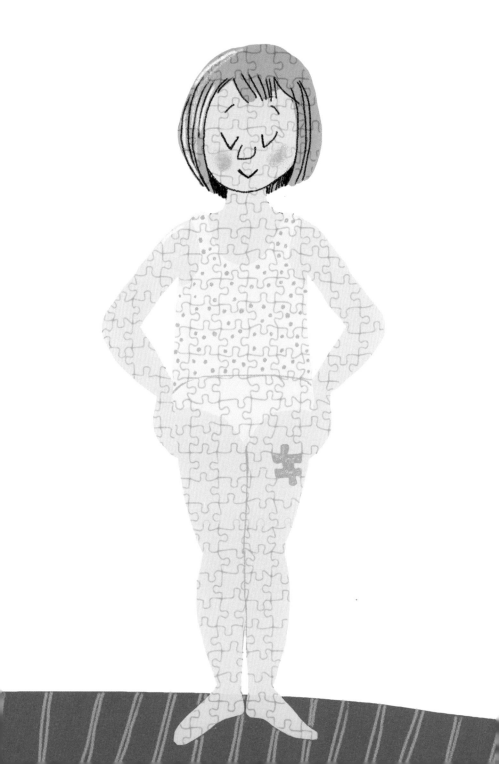

生病的细胞

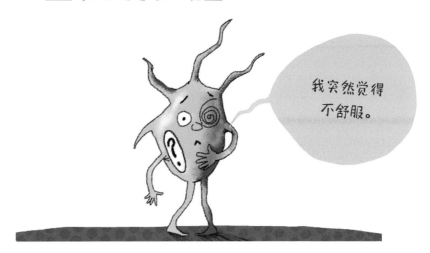

什么是癌细胞？

　　癌症始于细胞生病。癌细胞不再接管规定好的任务，而是迅速又频繁地分裂，产生越来越多新的癌细胞。它们也需要食物和生存空间。一开始还没什么关系，因为体内有足够的空间，但当癌细胞过多时，它们就开始把其他细胞从原来的位置上赶走。健康细胞的正常工作被阻碍了，身体就会生病。

身体的哪些部位会得癌症？

身体的所有部位都有可能发生癌变。癌细胞通常会形成肿块，里面是成千上万的患病细胞，我们把这个肿块叫作"肿瘤"。有时，某些癌细胞会脱离肿瘤，游荡到身体其他部位，这就是医生说的"扩散"。还有一些癌细胞不会形成肿块，而是在全身的血液中游动。最重要的就是找到并清除体内所有癌细胞，只有这样，身体才能恢复健康。

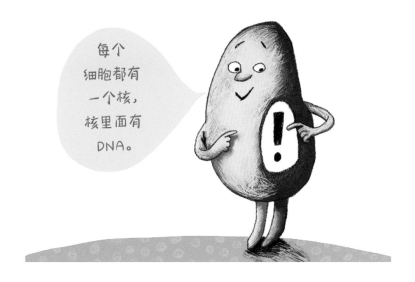

每个细胞都有一个核，核里面有DNA。

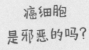

癌细胞
是邪恶的吗?

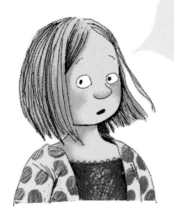

　　有人说，得癌症就是体内有邪恶的细胞了。其实更好的说法是，这些细胞生病了。癌细胞没有故意伤害身体，也不是邪恶的，它们只是不知道该做什么。它们不明白过快地分裂是愚蠢的，这样做会让身体生病。它们就像花园里的杂草：杂草也不邪恶，只是我们不希望它们长在花坛里。杂草生长太快就会抢占花朵的生存空间、光照和食物，于是花朵就凋谢了。所以我们必须铲除杂草，也必须清除癌细胞。这样花朵才可以重新开放，身体也会恢复健康。

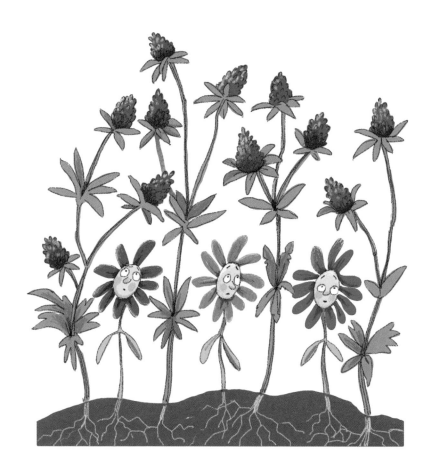

癌细胞是怎么产生的?

想象一下，如果一本书充满了拼写错误，单词也不再表示原来的含义，一旦错误太多或太大，你就理解不了书中的内容了。

细胞之所以变成癌细胞，就是因为它们的DNA书中存在太多拼写错误，细胞无法再读取它们的任务。它们不再去完成工作，而是以极快的速度进行分裂。每个新细胞在去工作的路上都会得到同一本满是错误的书，它们都不知道自己原来的任务是要帮助身体。身体内突然多了很多癌细胞，癌细胞把健康的细胞赶出原来的位置，并阻碍它们的工作。

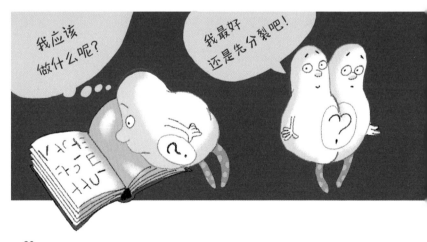

这些错误从何而来？

有一些错误可能在我们出生时就存在于细胞里了，其他错误会在后来的生活中产生，比如会有某些东西进入细胞并破坏了DNA。例如，太阳光的射线就很强大，它们能够破坏皮肤细胞DNA书中的字母，所以我们在夏天应该好好地保护皮肤。身体会自行检测出患病细胞，并在我们毫无察觉的情况下将其清除。但是如果患病的癌细胞分裂得很快，突然变得非常多，身体就需要帮手来找到并摧毁它们了。

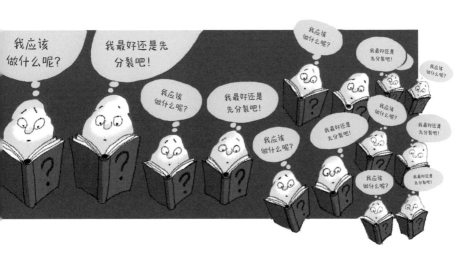

谁会得癌症？

　　人们的年纪越大，患癌症的可能性就越大。想象一下：我们的身体每个月都会长出一套全新的皮肤，因为皮肤的新陈代谢周期是30天。这意味着，一位80岁的老奶奶，她全身的皮肤已经更新过将近一千次了。每次细胞分裂都必须复制整本DNA书的内容，并把它交给新的细胞。如果你必须把这么厚的书复制一千遍，就很容易出现拼写错误，而那个拼写很可能恰恰描述了一个重要的部分。新的细胞会突然不知道它应该做什么，于是便会生病。

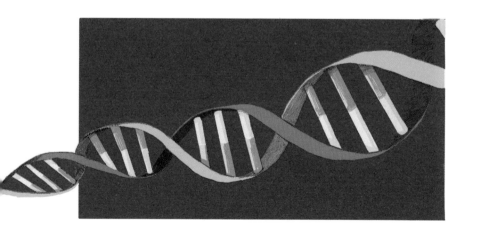

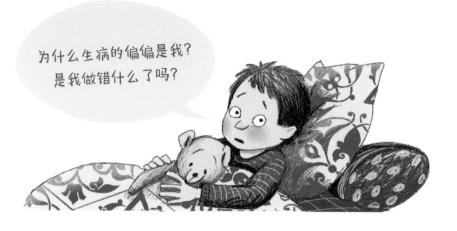

为什么生病的偏偏是我？
是我做错什么了吗？

不，这不是你的错！你不能更改细胞中的书，所以也不可能是你做错了事。但有些东西可以帮助身体保护自己免受癌症侵害，比如涂抹防晒霜或戴遮阳帽就是很聪明的做法。

但是很多事都是随机的。直到今天，我们仍不知道为什么有些人会得癌症，而另一些人不会得。想想我们的花坛：即使我们照顾好花园，也无法避免风恰巧把杂草种子吹进去，但我们可以在杂草长出来时铲除它。我们无法预防细胞分裂时产生拼写错误，但我们可以帮助身体找到癌细胞并摧毁它们。

身体的免疫功能

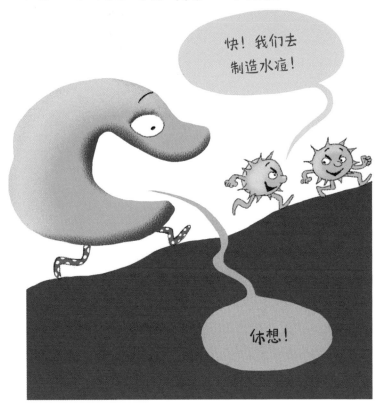

什么是免疫细胞？

你肯定得过感冒或腹泻吧，又或者是水痘或咳嗽？所有这些疾病都是外界某些东西进入人体引起的，大多是细菌或病毒。你的血液中有免疫细胞，它们可以帮助身体恢复健康，这些细胞形成了所谓的"免疫系统"。

免疫细胞有着与众不同的任务，其中一些可以制造抗体。这些细胞能识别出入侵者，追捕它们，然后紧紧抓住它们，接着发出警报，请求支援。这时，比如巨噬细胞，就会赶紧跑过来，认出被抗体抓住的细胞，直接吃掉它们。这样入侵者就消失了，身体又会恢复健康。

除此之外，我们的免疫系统中还有很聪明的记忆细胞，可以准确记住入侵过的细菌和病毒。这就是为什么人一生中只会得一次水痘。得过水痘之后，你的身体会记住这个狡诈的坏蛋，下次在它造成任何伤害之前就可以阻止它。

而在对付癌症方面，免疫系统则遇到了大麻烦。因为患病的细胞属于自己的身体，所以通常不会被视为入侵者。它们伪装在身体其他细胞之间，免疫细胞很难检测到它们。

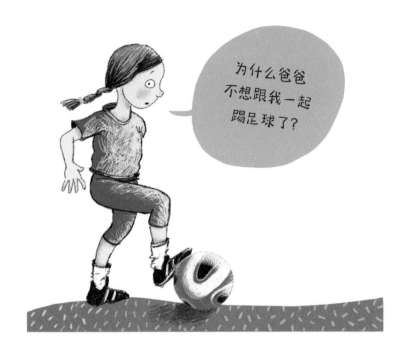

为什么爸爸
不想跟我一起
踢足球了？

当人生病时，很多事情都会突然有很大改变。癌症会让身体非常疲惫。你爸爸现在需要很多体力和精力来应付这种疾病。尽管如此，他仍然非常爱你，也一定很想和你踢足球，但是他的身体必须先好起来才行。为了做到这点，他需要好好休息。

在这段时间里，也许你们可以做一些对他来说不太费力的事。如果足球对你和爸爸很重要，那你们可以用别的方式来继续这一爱好。例如，一起在电视上观看你们最喜欢的球队比赛，打赌比赛结果，想想赢了的人会得到什么奖励。或者就在客厅里开展和足球有关的活动，有很多棋盘游戏、歌曲专辑、书籍和纸牌游戏都是围绕足球主题的。跟爸爸聊一聊，你们一定能找到共度时光的好方法。

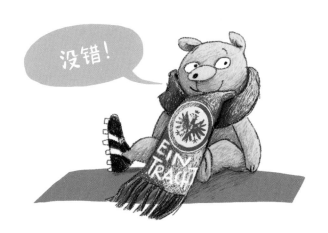

癌症和其他疾病有什么区别？

如果感冒了，我们通常只需要挨几天，免疫系统自己就能完全消除所有入侵者，然后我们就又会

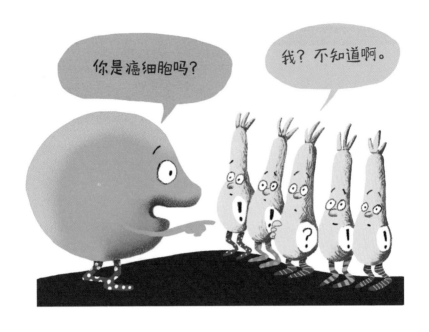

精力充沛了，而癌症完全不同。癌症不是一种自愈疾病，癌症与自愈疾病最大的区别是，它产生的源头不像病毒或细菌那样来自外界，而是在自己的身体细胞中。癌细胞会伪装自己，让自己看上去与周围的健康细胞一样无害。因此免疫系统对患癌的细胞无能为力，它们可以毫无阻碍地繁殖。要清除癌细胞，身体需要额外的帮助。这就是为什么人们不能寄希望于癌症自行消失，而是必须去看医生。

我们要怎样对抗癌症？

　　癌症的种类各不相同，治疗癌症的方法也有数百种。肚子里单个的大肿瘤、脑袋中的多个小肿瘤或者血液中漂浮的癌细胞，它们有很大区别，要用不同的药物和处理方式进行治疗。你可以想象成，医生们拥有一个巨大的工具箱，他们必须找到正确的工具才能杀死特定的癌细胞，有时他们甚至得同时使用几种不一样的工具才能清除体内的癌细胞。医生必须与患者及其家人一起，为每个患者量身定制最好的治疗方案。

　　在接下来的几页中，你将会看到一些重要的有代表性的抗癌方法。

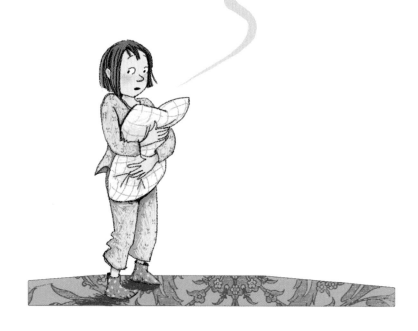

我可以跟患癌的朋友一起玩吗？我会被传染生病吗？

你是不是曾经被感冒的人传染过？许多细菌和病毒很容易从病人传播到健康人身上。癌症却完全不同，癌细胞是来自人体自身的细胞，它们不可能进入另一个身体并在那里存活。癌症不会传染！因此，拥抱患癌的人或是跟他们一起玩根本没有危险，和他们在同一个空间或共享食物和饮料也很安全。爱和友谊甚至可以让病人感觉好受一些，所以尽情地和他们拥抱和玩耍吧！

身体需要帮助

手术过程中会发生什么？

如果所有癌细胞都聚集在一起形成肿瘤，医生会尝试把这个肿瘤切除。这种操作叫作"手术"。你曾经割伤过自己吧，你大概想问，医生从身体里切掉某些东西时，身上肯定会疼吧？手术前会先使用强力麻醉剂，通常情况下，这种强效的麻醉剂会让人立刻入睡。这样一来，患者甚至不知道医生在手术过程中对自己的身体做了什么。切除肿瘤后，医生会把所有伤口仔细缝好，以便它们能够好好愈合。在医生清除所有癌细胞后，健康的细胞将再次获得足够的空间。

有时很难一次去除整个肿瘤，有时癌细胞会藏在医生无法操作的地方，要去除它们可能会损伤重要的健康细胞。幸好医生还有许多其他选择，以便将癌细胞赶出体外。

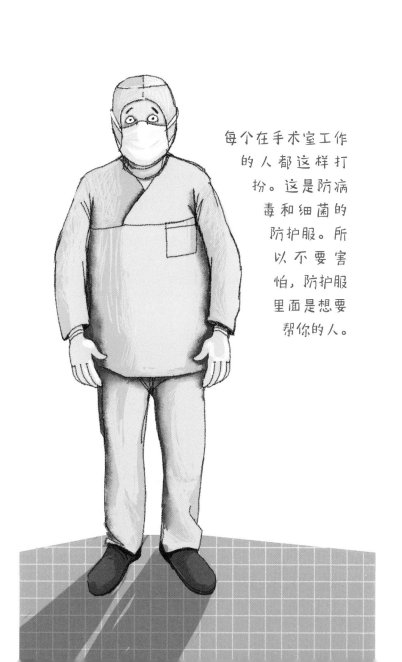

每个在手术室工作的人都这样打扮。这是防病毒和细菌的防护服。所以不要害怕，防护服里面是想要帮你的人。

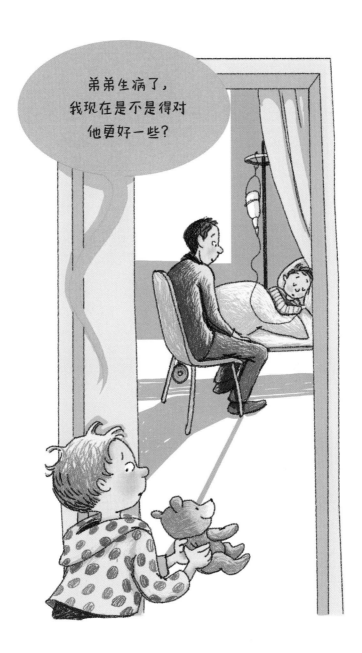

也许你认为自己必须一直保持坚强和友善，因为自己很健康。也许你觉得自己有些被忽视了。当所有人都问你关于弟弟的病情时，你是不是觉得很烦？也许有时你真的会生弟弟的气，因为所有事都以他为中心。这会不会使你感觉很糟糕？因为你那么爱他，希望他能恢复健康。

这些感觉是很正常的，很多兄弟姐妹生病了的孩子都会有。你要记住，弟弟也不想生病，他在竭尽全力使自己恢复健康，他现在特别需要爸爸妈妈的支持。可能他害怕手术，或者由于药物作用而很不舒服。爸爸妈妈跟以前一样爱你，但他们现在不得不花更多时间陪伴弟弟。你可以告诉他们，你很想念他们，或者可以请他们留一些时间给你，比如亲子共读时间，或者在晚上一起玩玩游戏。

什么是化学药物治疗？

癌症治疗的一个重要方法是化学药物治疗（简称化疗）。在这种治疗中，医生会使用一种"细胞毒药"，这种药可以摧毁所有迅速分裂的细胞，所以对消灭癌细胞疗效显著。但化疗会给身体带来很大的负担。在化疗之后，病人通常需要用很长时间来休养，因为毒素也会损害体内的一些健康细胞。这也是为什么接受化疗的患者经常会感到恶心、腹痛，还会脱发。

免疫细胞也会被化疗破坏，这意味着身体在治疗过程中会很容易生病，免疫细胞无法很好地保护身体。所以患者必须格外小心，避免细菌或病毒进入体内。但即使这种疗法很粗暴、让人不舒服，也不必害怕。在治疗结束后，恶心和疼痛会消失，头发会长回来，身体也会恢复健康。

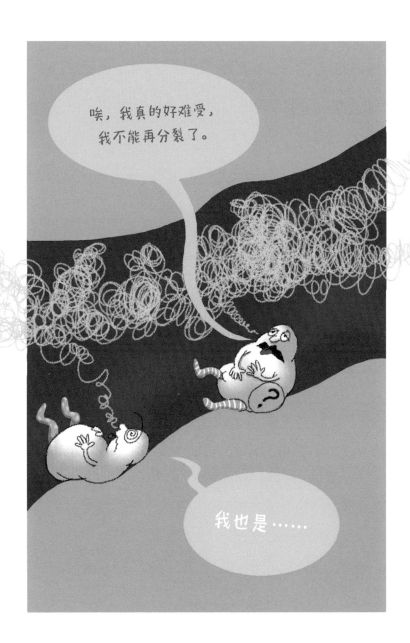

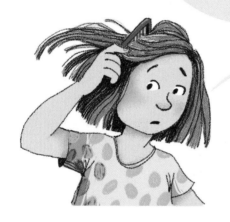

掉头发
会疼吗?

是不是有人扯过你的头发,让你觉得很疼?
化疗后掉头发却完全不疼,这点还不错吧。每人
每天在不知不觉中都会掉大约80根头发。可以
想象成,你的头发去度假了,等你恢复健康,它
们就会回来的。

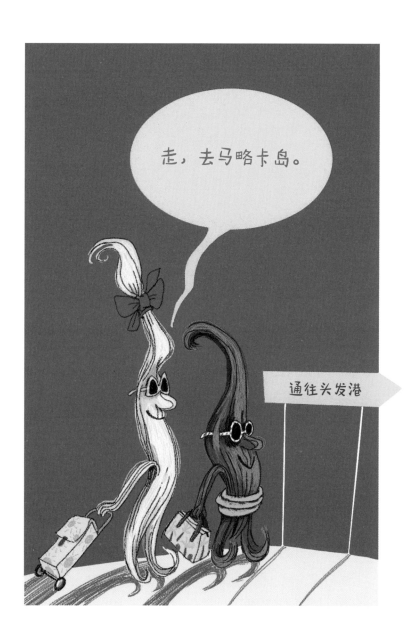

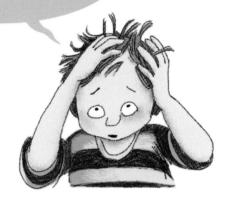

其他人会嘲笑我吗?

有些孩子会嘲笑陌生的或是他们不理解的事物。如果有人嘲笑你没有头发,你可以向他解释原因,通常这都是很有用的。但如果你觉得这对你来说太难了,可以拜托大人帮你。顺便说一句,有些孩子认为光头看上去很强大。比如,有个孩子觉得他生病的爸爸光头的样子太酷了,他也想拥有同样的发型。还有一些孩子认为,整天都能戴着自己最喜欢的帽子非常棒。我很确定,就算你没有头发,你的家人和朋友也一样爱你,一样是你的好伙伴!

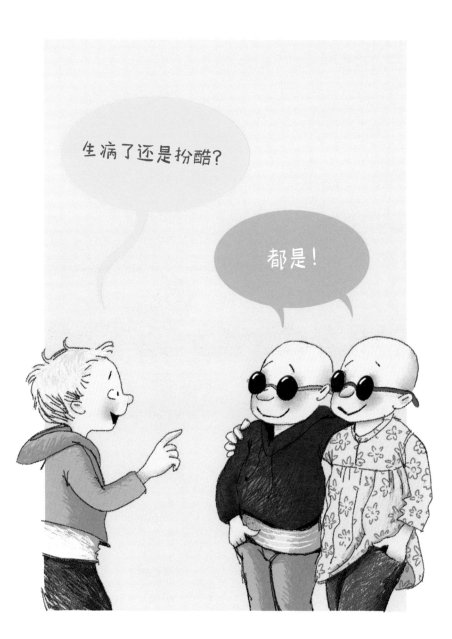

49

放射治疗期间会发生什么？

有时，医生会使用非常特殊的射线来破坏癌细胞，它们有点像手电筒的光线，只不过强度大得

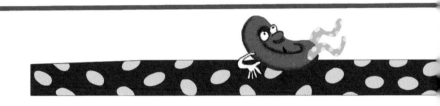

多。想象一下夏天有多热，你就会知道太阳射线能变得多么灼热。太阳射线在白天照射到地球上各个地方，医疗射线与之不同，它们是机器发出的，被捆扎得很紧很细的光束。

也许你听说过，可以用放大镜收集和聚焦太阳射线。聚集在一起的太阳射线会变得非常热，甚至可以用来生火。医生会把捆紧的医疗射线当作激

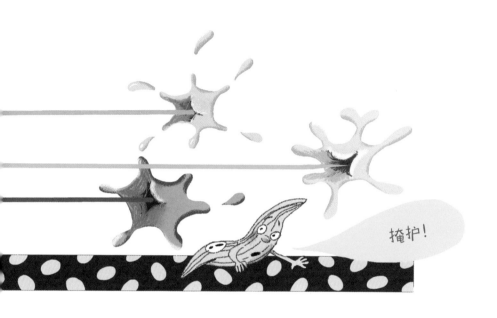

光手枪，射击体内的患病细胞，尝试烧掉癌变的肿瘤。他们很小心，努力只击中癌细胞，但有时还是会伤到一些健康细胞，所以患者可能会头疼、掉头发、恶心，但通常这些痛苦很快就会消失。多想想癌细胞被这些射线摧毁的样子，这多神奇啊！

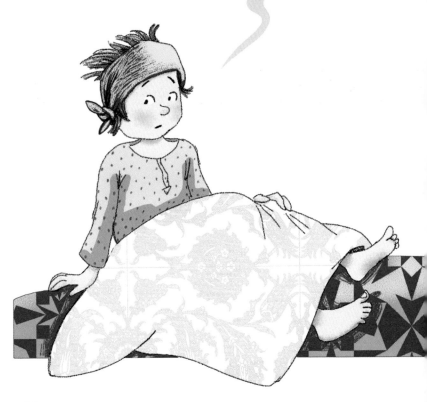

清除癌细胞的方法有很多，等癌症治好后，你可以好好庆祝，享受恢复健康的感觉。那肯定是段艰难的旅程，但是你完成了，你应该为自己和自己的身体感到骄傲。不过，定期去医生那里检查，确保所有癌细胞都已经消失，还是非常重要的。如果医生没有发现任何患病细胞，你就可以高兴地回家了。如果发现了隐藏的癌细胞，就要在它们变多之前迅速清除它们。所以要是你又感觉不舒服了，一定要告诉医生，而不是寄希望于症状自己消失。医生会在新的癌细胞给身体造成伤害之前，追踪并摧毁它们。

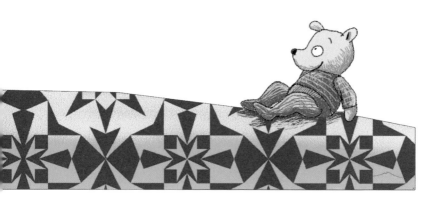

什么是免疫疗法？

　　关于人体免疫系统的知识你还记得吗？你还记得身体很难识别出经过伪装的癌细胞吗？医生可以在这方面帮助免疫细胞。研究人员已经研制出一种含有抗体的药物。这些"癌症猎人"可以识别某些癌细胞并紧紧抓住它们。一些抗体能直接破坏患病的细胞，其他抗体则会发出警报信号。接着免疫细胞就急忙赶过来，清除被抗体抓住的癌细胞，而且不会损害周围的健康细胞。不幸的是，癌症种类繁多，目前还没有办法制造出针对所有癌症的抗体。但是世界各地的研究人员每天都在努力工作，他们已经发现了越来越多的新抗癌抗体。

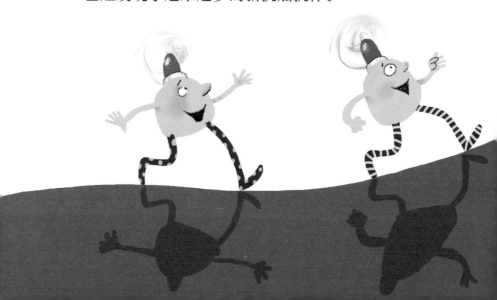

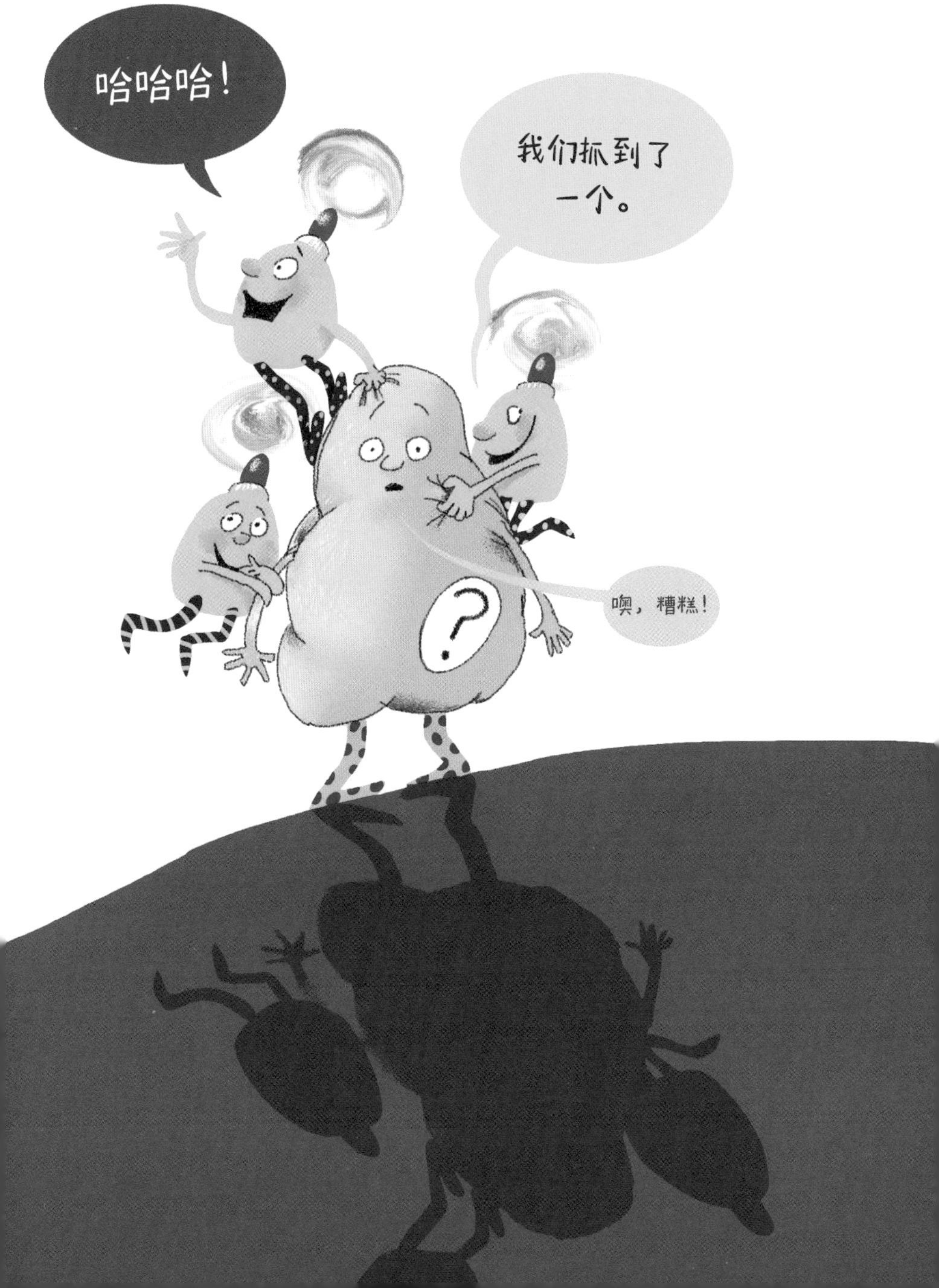
哈哈哈！
我们抓到了
一个。
噢，糟糕！

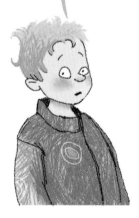

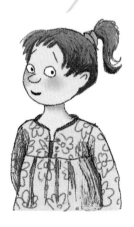

（幸运猪
自己做的）

　　医生的工作是帮助你的爸爸妈妈战胜疾病，而你可以用其他方式支持他们。清晨爱的拥抱也许会有所帮助？在花园里摘下最美丽的花，把它们放在病床旁边，或者画一张自画像，然后挂在墙上。把你们一起经历过的所有美好的事情讲给他们听，应该是个不错的主意。一起畅想美好未来，列出癌症消失后要一起做的事情也很好。或者你也可以只是安静地坐着，握住妈妈或爸爸的手。有时，最大的帮助就是：给病人足够的时间，等待他们恢复健康。也许他们喜欢完全的安静，这样就能睡觉或休息了。你可以直接问他们，因为他们最清楚自己需要什么。

什么是干细胞疗法？

血液中患病的免疫细胞往往是儿童得癌症的罪魁祸首，它们分裂得过快，也不再帮身体进行防御，而血液中的其他细胞由于空间不足，不能再好好工作了。

医生知道怎样从血液中去除患病的细胞并植入新的健康细胞，我们称这些新细胞为"干细胞"。它们非常特殊，可以变成人体血液中需要的所有其他细胞。一个健康的干细胞可以产生成千上万新的健康的血细胞，它们可以把氧气输送给所有细胞，修复损伤并帮助身体抵御疾病侵害。当新细胞开始工作时，身体就可以重获健康。

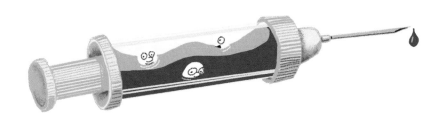

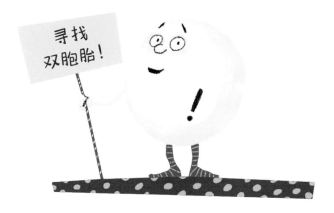

新的干细胞是从哪里来的？

也许你听说过捐款这回事，贫穷国家的孩子可以通过接受捐款获得食物或上学的机会。也有人不是捐钱，而是捐献造血干细胞，因为他们想帮助患病的人恢复健康。大多数时候，用于治疗癌症的新干细胞就来自这些健康的人，即所谓的"捐献者"。为了让身体能够接受新细胞而不是把它们当作入侵者赶出去，新干细胞必须与患者自己的细胞非常非常相似。这就是为什么大多数情况下，人们不能直接从家人或朋友那里获得细胞，而必须寻找一个与自己细胞最为近似的人。

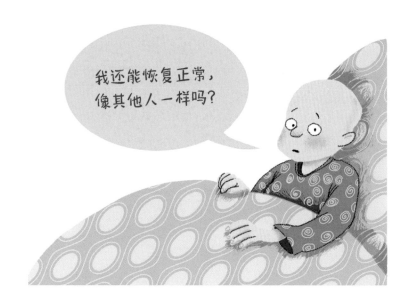

　　如果你患有癌症，也许会觉得自己与众不同，并经常希望能回到从前。如果你现在已经变得和以前不一样，也不需要感到羞愧。你经历了许多人不了解的事情。当然，在这个过程中，并不是所有事都很糟糕。你看到了家人多么爱你，有多少人想要帮助你。你们彼此陪伴，度过了很长一段时间，可能由于生病而拉近了彼此的距离。你也许变得比别人更强大或更快乐，因为你在一场艰苦的战斗中获得了胜利。

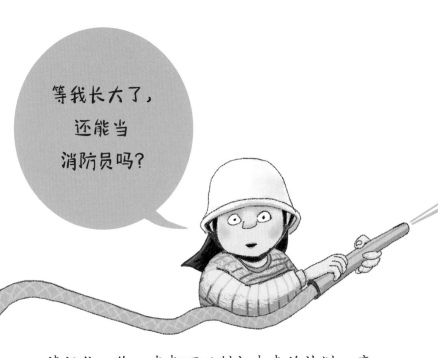

等我长大了，还能当消防员吗？

　　请记住，你一直都可以制订未来的计划，癌症无法夺走你的梦想。写一份愿望清单，把所有康复之后想做的事情收集起来，不要忘记一些很小但很有趣的事情：在海里游泳，和爸爸在森林里赛跑，与弟弟一起吃一整盒冰激凌，或是跟姐姐一起去看电影。你可以查阅清单，并期待康复的那一天。

康复

癌症会持续多长时间？

由于每个人患癌症的情况都不尽相同，所以医生无法确切地说出患者康复的速度。例如，在某些情况下，只要手术成功，人们就能完全康复。但这里所说的许多治疗方法都需要花费很长时间，患者与癌症的斗争会长达数月甚至数年。

有时，医生无法彻底消除患病细胞，但能够阻止它们继续分裂，减轻它们对身体的损害。这样即使患者体内仍有癌细胞，他们也可以过上数十年的美好生活，只不过他们必须经常去看医生，以确保癌细胞没有再次繁殖。

在某些病例中，医生清除了所有癌细胞，但患者仍然感觉很不舒服。癌症治疗常常让患者感到筋疲力尽，许多人也很害怕死于癌症。因此，许多康复的人还需要很长一段时间才能真正重新获得生命的活力。有些人在数年之后都还在害怕癌症会卷土重来，这些现象其实都是很正常的。

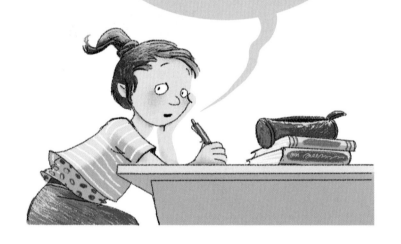

我的朋友得了癌症，现在她康复了，但还是不需要做家庭作业。我觉得这不公平。

　　幸运的是，现在绝大多数患癌儿童都会康复。但是对他们来说，这个过程往往很漫长，而且要经历难以想象的艰辛。他们要在医院里待很长时间，而且常常因为太过虚弱，无法去上学。因此，在癌症被击败后，重返学校对许多人来说还是很困难。

你肯定很清楚，暑假后重新坐在教室里是一种多么奇怪的感觉。突然这么早就要起床，不能躺在海滩上，还必须做功课，这也太难过了吧。同样，你的好友康复后，必须先适应正常的生活。但她不是过了一个有棕榈树和酒店的假期，而是与医生在医院中度过了一段艰难的日子。

老师既然决定你的朋友目前不需要写作业，那么老师肯定是有理由的。例如，一些孩子会因服用强效药物，很长一段时间之内都会感到不舒服。长时间阅读可能会让他们头疼，长时间集中注意力和坐着不动对他们来说也很难做到。公平并不是以同样的方式对待每个人，而是以不同的方式对待他们，以取得同样好的效果。

你可能认为，你的朋友应该为恢复健康感到高兴。但是也希望你能理解，她有时会非常生气和沮丧，毕竟她身上发生过那么糟糕的事情。她可能觉得自己像个局外人，因为她经历了你们无法想象的事情。正是因为这样，她现在格外需要你的支持和理解。

癌症患者能重获健康吗？

大多数癌症患者都能够康复。在所有癌细胞都被清除后，人们通常可以正常而幸福地继续生活。在帮助身体战胜疾病这方面，研究人员、医生和护士已经做得很好了，现在也有了很多战胜癌症的方法。

目前虽然还存在一些无法治愈的癌症，但全世界的研究人员和医生每天都在努力寻找解决方案，了解这点很重要。他们已经设法研制出了数百种不同的抗癌药物，所以，总会有希望找到有效的新疗法。人们完全可以梦想没有癌症的未来。

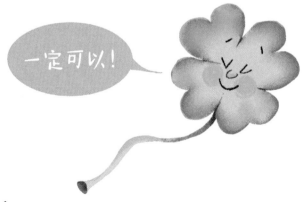

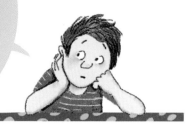

我能偶尔忘掉
爸爸的癌症吗?
我不想一直谈论它。

家里有人患重病时，人们有很强烈的情绪反应是很正常的。每个人的反应都不太一样：有些人会很生气；有些人很伤心，会经常哭泣；有些人会担忧得晚上睡不着；还有些人喜欢假装一切都像以前一样，完全不想谈论这件事。也许你亲身经历过所有这些感受，这些反应都很正常，也很常见。试着把你的想法告诉周围的人，比如说你需要安静，现在还不想谈论它。如果爸爸知道你没有一门心思想着他的癌症，这对他反而是一种宽慰。他爱你，希望你快乐。所以，你可以，并且应该偶尔把这种疾病抛在脑后！试着去回想依然存在的美好事物，和朋友一起玩、看电视。在家人患病期间，你仍然可以尽情地做快乐有趣的自己。

人们会死于癌症吗？

重要的是，你要知道，每种癌症都是不同的。现在，许多癌症患者都能康复，但有些情况下，人们无法完全清除癌细胞，或不能阻止它的增长，所以还是有因癌症去世的人。对你来说，这可能是一个让你感到害怕的想法。失去所爱的人实在太糟糕了，为此伤心难过是很正常的。

但是死亡不一定总是可怕和恐怖的，死亡是生活和生命中很自然的一部分。所有人都会在某个时候死亡，有人把这叫作自然循环。一切有生命的东西都会死去，而新的生命也会出现。自然界中生物的寿命有很大差异，例如，海龟可以活到200岁，而老鼠很少能活到6岁以上，有些蝴蝶甚至只能活2周。

死亡到底意味着什么，这很难想象。你可以

大胆提出问题，谈论你的想法。当然，很可能成年人也无法回答所有问题，因为关于死亡后会发生什么，有很多不同的想法和思考。例如，有些人相信死亡是某种新生命的开始；另一些人则认为身体虽然死亡了，我们的灵魂依然会存在。

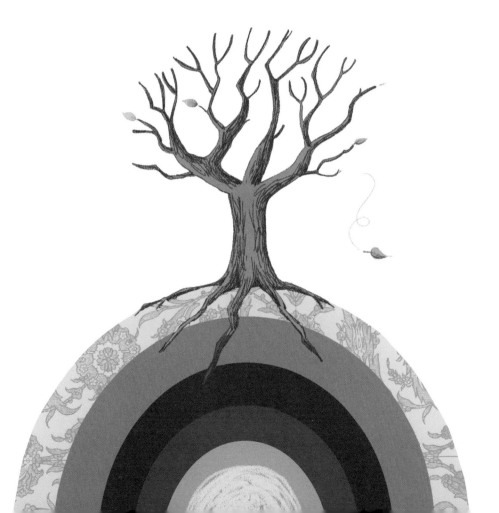

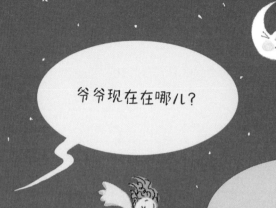

　　有人说，我们死后会成为地球和大自然的一部分；还有人说，我们会继续活在所爱之人的心中和记忆中。一些人说，我们将以某种精神的形式留在地球上。在某些国家，人们不会因死亡而难过，他们会举行盛大的庆祝活动，因为他们相信，去世的人开始了新旅程。

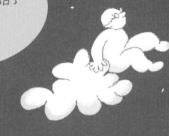

如果我跟妈妈说话，
她能听到吗？

　　每个人都可以自己决定要相信什么。也许你
妹妹像天使一样坐在天堂里，照看着你。也许你
有趣的祖父在扮演爱搞恶作剧的幽灵。也许你妈
妈在你睡觉时来看你，她会悄悄看看你的梦境，
你可以把一切想法都告诉她。也许你对死后我们
会发生什么有完全不同的想法。尝试把自己的想
法写下来或是画下来吧。与别人分享这些想法通
常是一件好事，这会让死亡看起来不那么可怕。

人死后身体会发生什么？

　　人死后，体内的所有细胞都会停止活动。心脏停止跳动，头发停止生长，大脑停止思考。当所有细胞都停止工作时，死者便不再有任何感觉。他们不会饥渴，也不会感到寒冷。他们不再思考，也不会感到无聊。他们不需要灯，因为眼睛看不到了。他们似乎睡着了，但不再呼吸，所以不需要空气、食物或水。死者也不会感到疼痛。当人死亡后，一切都完全静止了。

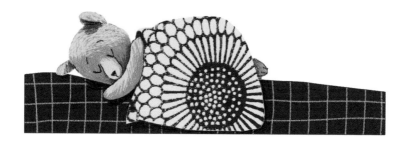

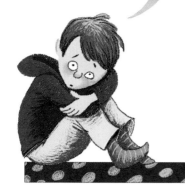

妈妈会回来吗？
我还有很多问题要问她。

　　人死后，心脏停止向身体供血，体内所有细胞都会停止工作。没有养料和氧气，它们无法生存，新的细胞也不会产生。所以你妈妈不会回来了。但是妈妈仍然活在你的心里。你可以和她说话，给她写一封信，放在枕头下。听听自己的心声，可能就知道妈妈会告诉你什么了。或者做一本关于妈妈的书，在上面画画，写下你想对她

73

说的所有话，或是贴上照片，收集你们共同的回忆。你可以把它当成你的秘密，其他人都不能看。当然，与其他人分享这本书也不错，让每个人在上面写下他们对妈妈的回忆。例如，从爸爸和外婆那里收集关于妈妈的故事，而你也许根本没听过那些事。要拉近与妈妈的距离，这会是一个好方法。

给成人的后记

这本书有什么帮助？

　　每个孩子、每个家庭、每种疾病都是不同的。在这本书中，我解释了癌症的生物学和医学原理，回答了面对癌症的儿童会提出的一些典型问题。这些问题的答案使孩子们可以谈论疾病和他们内心很私密的问题。

　　尽管每个家庭中的孩子与癌症打交道的经历都不一样，但专业人士提供的一些建议还是可以帮助大多数孩子。例如，专家建议与孩子们公开谈论这种疾病。因此，这本书可以为家庭提供宝贵的支持。它可以陪伴整个家庭度过艰难的诊断和治疗期，并提供很多话题，大家可以借此谈论未来以及与之相关的所有希望、忧虑和恐惧。

　　不仅仅是孩子对癌症有成千上万的疑问。在与很多癌症患者家庭相处的过程中，我很快意识到，成年人也有很多问题：该怎样跟孩子说这件事？要说什么，应该说什么？什么时候才是合适的时间点？应该如何对待孩子的朋友、老师和其他父母？孩子的正常反应是什么？为什么孩子显得那么冷漠？为什么孩子不是悲伤而是那么生气？孩子为什么不想和我说话？应该去寻求帮助吗？应该去哪里寻求帮助呢？怎么做才能最好地陪伴孩子度过这段艰难时期？

癌症有什么特别之处？

孩子很快就会明白，癌症跟其他疾病不同，他们很快就会注意到大人的担忧。例如，他们会思考：为什么他们在我背后说悄悄话，或是在以为我看不到的地方偷偷流泪？如果他们的问题只得到含糊的回答，他们很快就会变得沮丧和不安，感到自己被排除在外。

对孩子来说，真相通常更容易承受，不然他们就会产生一些幻想，那会让他们更加恐惧和不安。要让他们理解自己周围环境中正在发生的事情，重要的是提供适合儿童的正确信息。因此，专家建议我们，尽可能坦诚地应对癌症。

我应该坦诚到什么程度？

不让孩子面对残酷的现实，大多数情况下并不会帮到他们，相反，父母坦诚的态度可以增强孩子对父母的信任。如果我们隐瞒信息或是给予错误的希望，则会失去孩子的信任。例如，父母不能为了安抚孩子而许下不能遵守的诺言。当然，成人提供给孩子的信息必须考虑到每个孩子的年龄。孩子年龄越大，医生和父母可以解释的细节就越多。孩子们获得的真实信息越多，留给恐惧和可怕幻想的空间就越小。通常，孩子比我们成人料想的更有韧性，坦诚可以帮助他们更好地理解和处理所面对的情况。

除此之外，专家还建议坦诚对待自己的感受。一些成年人认为，他们必须为了孩子保持坚强，尽量不表露自己的感受。但是专家表示，父母坦诚的态度也会让孩子学会坦率地表达自己的感情，这会让我们与孩子的沟通变得容易许多。假如父亲或母亲从来不哭，孩子可能会把自己的悲伤或恐惧看作弱点，对此感到羞耻，并想隐藏它们，把它们积压在心中。

我应该在什么时间告诉孩子？

何时谈论癌症是最好的？对此没有硬性规定。重要的是诊断结果可靠，以免引起不必要的恐惧。尽管我们建议及时公开信息，但给自己时间来处理诊断结果，不让自己压力太大，也是很重要的。为了能够专注对待孩子和他们的问题，你应该保持自己的情绪稳定。对许多患者来说，迈出谈论这种疾病的第一步并不容易，所以去寻求支持通常是很有帮助的。例如，许多相关组织和医院都会提供与肿瘤相关的心理服务。

我该怎样与孩子谈论癌症？

在跟孩子谈论癌症时，请务必注意谈话的方式和选择的术语。如果大人带着很明显的害怕、难过的态度谈论妈妈乳房中"邪恶的癌细胞"，那么孩子会迅速想象出一种危险的怪物，它从体内吃掉了妈妈。因此，从客观的生物学角度谈论癌症通常会更好一些。当然，根据孩子的年龄采用恰当的表达方式也是很重要的，不能把大量医学事实一股脑儿地倒给他们。

日常生活中有许多图片可以帮助孩子理解癌症。最重要的是，强调癌细胞不是邪恶的，它们只是生病了。在本书中，我把癌细胞比作花园中的杂草。没有人会因为蒲公英"想"破坏我们的草坪，而说它是邪恶的。它生长在那里，只是因为风把它的种子带到那里，阳光和雨水为它提供了养料。癌细胞生长不是出于邪恶的目的，癌症的产生也不是任何人的过错。会使细胞生病的因素太多了，对此我们无法完全解释清楚。但正如可以把杂草从草坪上拔出来一样，我们可以尝试把癌细胞从体内清除掉。

如果我自己都不知道答案，我该说什么？

孩子们并没有期待成年人知道所有事情的答案。我们愿意与他们一起寻找解决方案，就已经很好了，这让他们感到自己被认真对待。就算没有获得确定无疑的答案，对孩子来说，能够分享恐惧、愿望和梦想，也是非常有治愈效果的。

对很多成年人来说，谈论癌症，尤其是死亡，是非常困难的。但是在迈出第一步后，大多数情况下，孩子们会用他们的方式来帮助我们应对这个课题。他们常常会有了不起的想象：他们讲述天使的云端舞蹈，讲述他们去世的祖父如何在下雨的时候一边笑一边朝地球撒尿；他们浇灌坟墓上的花朵，观察他们的祖母如何像玫瑰一样重新从地里长出来；他们还会用画笔轻松愉快地讲述其他世界的故事，悲伤的成年人很可能会从中获得安慰。

为什么孩子不想和我谈这件事？

对孩子来说，将自己的感受和问题表达出来并不总是那么容易。有些孩子需要一个强大的、心理状态稳定的、能为他们提供安全感的人，这点很重要。另外一些孩子则需要一个会表达自身感受的人。这个人能跟孩子一起哭，并允许孩子感到虚弱和迷惘。

有些孩子可能不敢与最亲密的家人分享他们的恐惧和想法，因为他们担心自己的问题会给家人带去烦恼。因此，让他们与置身事外、客观冷静的人交流可能会更有帮助。有时，他们跟阿姨、护士或老师谈论生病的母亲，要比跟爸爸或妈妈本人谈容易得多。父母可能会有一种被拒绝的感觉，但大多数情况下，孩子只是想保护自己或父母而已。给孩子机会，去选择一个让他们感觉安全的父母之外的支持者。

孩子的正常反应是什么？

每个孩子对家庭中出现癌症患者的反应都不太一样。心理学家描述了一些最典型的行为模式：

通常情况下，儿童的反应都是恐惧。他们会非常担心未来的事，突然开始害怕离别，并且害怕自己也会得病。日常生活中的上学和晚上上床睡觉这种分离，都能让他们感到对离别的强烈恐惧。

还有一些孩子选择逃避，根本不愿谈论癌症。与朋友和家人交谈、接触让他们倍感压力，他们希望一直自己一个人待着。他们拒绝别人提供的帮助，也不愿谈论自己的感受。当父母感觉失去了与孩子的亲近感时，父母也会觉得压力很大。

攻击性和愤怒也是许多孩子的典型反应。他们觉得周围的其他人都健康，而自己必须经历这种情况是不公平的。他们通常变得很难承受挫折，在愤怒时会伤害自己和他人。

一些孩子的身体也会出现症状，例如进食障碍或睡眠问题。他们在学校难以集中精力，或是抱怨头痛、肚子痛。要认真对待这些症状，因为它们表明孩子恐惧、忧虑，需要帮助。

许多父母都有印象，他们的孩子因家中有人患癌症而迅速成长了。他们变得更加独立，想为家人提供帮助，并提出严肃的、有针对性的问题。这不一定不好，但应注意不要让孩子的压力和责任感太大。孩子们始终应该清楚，如果他们提供帮助，我们会高兴又感激，但我们并不认为他们理应提供帮助。即便是在生病的时候，家庭责任也应该由成年人来承担。

如果我感到担心，该去哪里寻求帮助？

如果孩子的恐怖想象、社交孤立或攻击性已经带来伤害，建议家长寻求专业的心理援助。专业人士可以帮助孩子找到表达情感的渠道，并与他们共同寻找一些方法，让他们可以学会控制自己的情感，不伤害自己或他人。即使孩子的行为问题已经持续了很长时间，家长才向专家咨询，也是有用处的。您可以在医院的肿瘤心理服务部门或儿童心理治疗师那里获得支持。一些城市会为儿童和父母组织癌症讨论小组，并为家庭提供一些康复项目。在那里，孩子和父母可以接受治疗，并参加课程。

我该怎样与周围的人谈论此事？

许多患者通过与他人交流获得安慰，对他们来说，公开谈论这种疾病很有帮助。然而，也有一些癌症患者感觉别人对他们疾病的关注是一种压力，他们有种背负耻辱的感觉，不想一直谈论癌症。因此，坦诚说出自己的愿望和需求是很重要的。大多数人都很乐意提供帮助，但不想因为自己的同情让病人感到烦恼。所以，如果病人能够明确说出自己想要什么，其他人经常会很感激。

对孩子来说也一样，尊重孩子的意愿很重要。如果孩子不想一直谈论癌症，那么成年人应该把自己的沟通需求往后放，至少不要当着孩子的面谈论。但是如果孩子非常需要交流，那就不该禁止他们跟别人讨论此事，尽管患病的家人本身也许并不愿意谈论自己的病情。

我该如何请求帮助？

许多患者不想让自己的病成为别人的负担，或者把接受别人帮助当成一种失败，因为他们觉得自己的生活必须由自己全盘掌控。但另一方面，不管生病的是父母、孩子还是亲戚，所有家庭成员都表示希望能在日常事务上帮上忙，以便更多地照顾病人。

患者周围的人通常特别想提供帮助，但不知道该做什么，又不想强硬地插手。当患者向他们寻求帮助时，他们会感到被需要、被认可，有种被重视的感觉。如果他们从患者那里得到的任务很明确，他们通常会很乐意帮忙。因此，接受别人的帮助或寻求支持并不是示弱，而是一种强大的表现，这是在帮助他人有效参与进来。例如，患者可以编写"帮助卡"，让朋友们挑选，每个人都可以选择适合自己并且喜欢做的特定任务。这里有一些建议：每周请吃一顿晚餐、在固定的工作日去学校接孩子、有规律地开展游戏之夜或睡衣派对、为午后锻炼提供司机服务、周末郊游、一起洗衣或购物。

在为患者日常的家庭生活减负方面，这些小事情往往会起到难以置信的大作用，而这些小事又绝对不至于让朋友感到麻烦。即便有些帮助卡是一次性的，例如组织生日聚会、庆祝圣诞节、参加学校放假期间的活动，此类帮助也可以极大减轻家庭的压力。朋友的倾听以及享受自己的时间的机会，也可以让患者的日常生活放松下来，重新注入重要能量。举例来说，经常与好朋友散步会很有帮助。

我该如何与孩子的朋友谈论此事？

孩子周围的朋友也会有不同的反应，有些朋友可以轻松谈论癌症，而另一些朋友则突然想要保持距离。也许是因为他们害怕被感染，或者他们觉得应对那些情绪太困难了。如果孩子感觉自己变成了局外人或是失去了重要的朋友，那会很糟糕。所以最好请一位专家与孩子所在的班级、孩子的朋友交谈，回答他们的问题。这本书可以陪伴其他孩子走过这段旅程，并让他们了解朋友身上正在发生的事情。在家长会上也可以讨论癌症主题，以便其他父母也能获得指导，知道如何与自己的孩子谈论癌症。

在这个项目进行的过程中，我曾与很多患癌儿童的父母交谈过。他们中的大多数都发现，通过与主治医生的交谈，孩子很好地了解了这种疾病。在大多数情况下，孩子提出的关于癌症的问题都得到了贴心又专业的解答。然而，对很多人来说，困难的是让孩子周围的朋友了解这种疾病。因此，在这一问题上，推荐引入专家的帮助。

有多少人得癌症？

根据统计数据，德国每年约有50万人被确诊患有癌症。随着年龄的增长，患癌的可能性大大增加。幸运的是，癌症在儿童和青少年时期相当罕见。在德国，每年约有1800名15岁以下的年轻患者被诊断出患有癌症。

每100名患者中，就有12名在确诊时子女未成年，而在女性乳腺癌患者中，子女未成年的比例甚至超过了30%。

而根据2021年发布的《中国肿瘤防治核心科普知识》中的统计数据显示，在中国，每年新发癌症病例达392.9万。中国癌症的发病率、死亡率均列全球首位。全球每新增100个癌症患者，中国人便占21个。

并非所有癌症患者都能永久治愈，但在过去几十年中，预防、及早发现和治疗方面的进步已经大大降低了癌症死亡率，现在，有一半以上的癌症患者可以康复。儿童的预后效果更好，如今，每5名患癌儿童中就有4名可以恢复健康。

相关网站

世界卫生组织官方网站

国际抗癌联盟官方网站

中国抗癌协会官方网站

中国癌症基金会官方网站

国际儿童癌症协会官方网站

国际儿科肿瘤学会官方网站

北京首善儿童肿瘤基金会官方网站

向日葵儿童官方网站

作者简介

著　者

莎拉·赫洛夫森（Sarah Her-lofsen）是一名生物医学博士，育有四个孩子。

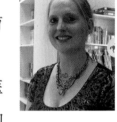

早在童年时期，她就已经对医学表现出极大的热情。她学习生物学和哲学，教学生们了解自然界中最微小的细节和世界上最重大的问题。祖母的癌症促使她放弃教学，转而投入开发抗癌新药的研究。在完成分子生物医学的课程后，她于2002年移居挪威。在那里，她多年从事临床干细胞的研究和教学工作。在挪威干细胞研究中心完成博士学位论文后，家族中出现的癌症再次改变了她的人生道路。

当时，作为三个孩子的母亲，她突然发现，孩子提出的关于癌症的问题是完全不同的。现在癌症不再只是对理论科学的挑战。孩子们的问题通常十分具体，它们裹挟着情绪一下子将她包围。她开始与孩子们一起画细胞，写一些关于癌症猎人的小故事，向孩子们解释她祖父的病情和自己的悲痛。当她看到这种艺术性的、诚实开放的处理方式对孩子产生的积极影响时，一个新的想法浮现了。她决定利用自己的全部专业知识帮助其他癌症患者的家庭，让家长能够与孩子谈论这种疾病。

在挪威癌症协会、挪威文化理事会的支持下，在来自挪威专业文学学会提供的作家补助金的资助下，她得以实现这一梦想，并撰写出这本关于癌症的书。她与癌症协会一起，从其他家庭那里收集问题和经验，并很快发现，癌症会让儿童产生截然不同的疑问和恐惧。她去拜访儿童癌症病房、参与互助会和患者组织举办的研讨会，由此逐渐积累了大量来自儿童的问题。她与癌症协会儿童部以及心理学家团队共同对这些问题作出了解答。在德国癌症援助组织的支持下，这本书又得以在德国出版。

绘　者

达格玛·盖斯勒（Dagmar Geisler），1958年出生于德国锡根，在威斯巴登学习平面设计，在此期间开始担任插画师。同时，她也是一名作家。她创作过许多成功

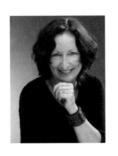

的绘画作品、儿童读物、叙事作品以及非虚构类作品，她常常能用有趣的图画生动地表现主题。"我对人与人之间的一切都感兴趣。我最喜欢画人，也最喜欢写人。"她说道。

序言作者

科妮莉亚·谢尔（Cornelia Scheel）生于1963年，由单亲母亲抚养长大。她的母亲于1969年与联邦德国前总统瓦尔特·谢尔（Walter Scheel）结婚，科妮莉 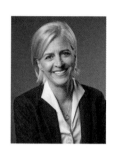亚被收养，并获得谢尔的姓氏。科妮莉亚·谢尔先是学习医学，然后为德国癌症援助组织工作。她母亲从1979年开始，直到1985年去世前，一直担任该组织的主席。2017年12月，在纪念"米尔德丽德·谢尔（Mildred Scheel）促进协会"*成立40周年的典礼上，科妮莉亚·谢尔接任主席，并希望在未来吸引更多人加入米尔德丽德·谢尔促进协会。

科妮莉亚·谢尔如今在德国科隆生活和工作。

---

* 德国癌症援助组织的旗下子机构。——译者注

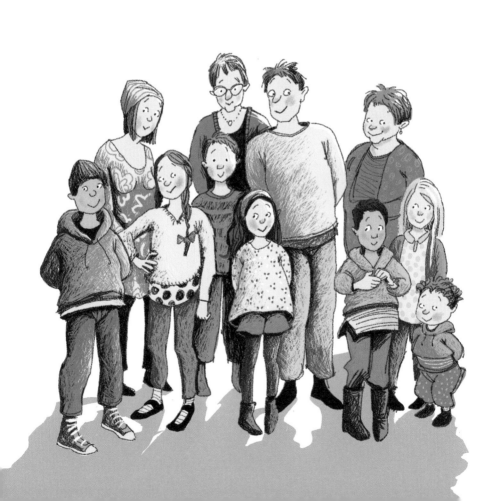

图书在版编目（CIP）数据

癌症是怎么回事 / (德) 莎拉·赫洛夫森著；(德) 达格玛·盖斯勒绘；殷世钞译 . -- 福州：海峡书局，2022.4

ISBN 978-7-5567-0898-7

Ⅰ . ①癌… Ⅱ . ①莎… ②达… ③殷… Ⅲ . ①癌－防治－普及读物 Ⅳ . ① R73-49

中国版本图书馆 CIP 数据核字 (2022) 第 010567 号

Wie ist das mit dem Krebs?
© by Gabriel in Thienemann-Esslinger Verlag GmbH, Stuttgart.
Rights have been negotiated through Chapter Three Culture
本作品简体中文专有出版权经由 CHAPTER3 独家授权。
本书中文简体版权归属于银杏树下（北京）图书有限责任公司
著作权合同登记号 图字：13-2021-103 号

出 版 人：林 彬
选题策划：北京浪花朵朵文化传播有限公司 出版统筹：吴兴元
编辑统筹：冉华蓉 责任编辑：廖飞琴 黄杰阳
特约编辑：胡晟男 营销推广：ONEBOOK
装帧制造：墨白空间·唐志永

癌症是怎么回事

AIZHENG SHI ZENME HUI SHI

著　　者：[德] 莎拉·赫洛夫森
绘　　者：[德] 达格玛·盖斯勒
译　　者：殷世钞
出版发行：海峡书局
地　　址：福州市白马中路 15 号海峡出版发行集团 2 楼
邮　　编：350001
印　　刷：嘉业印刷（天津）有限公司
开　　本：889mm×1194mm 1/32
印　　张：3
字　　数：52 千字
版　　次：2022 年 4 月第 1 版
印　　次：2022 年 4 月第 1 次
书　　号：ISBN 978-7-5567-0898-7
定　　价：48.00 元

读者服务：reader@hinabook.com 188-1142-1266 投稿服务：onebook@hinabook.com 133-6631-2326
直销服务：buy@hinabook.com 133-6657-3072 网上订购：https://hinabook.tmall.com/（天猫官方直营店）